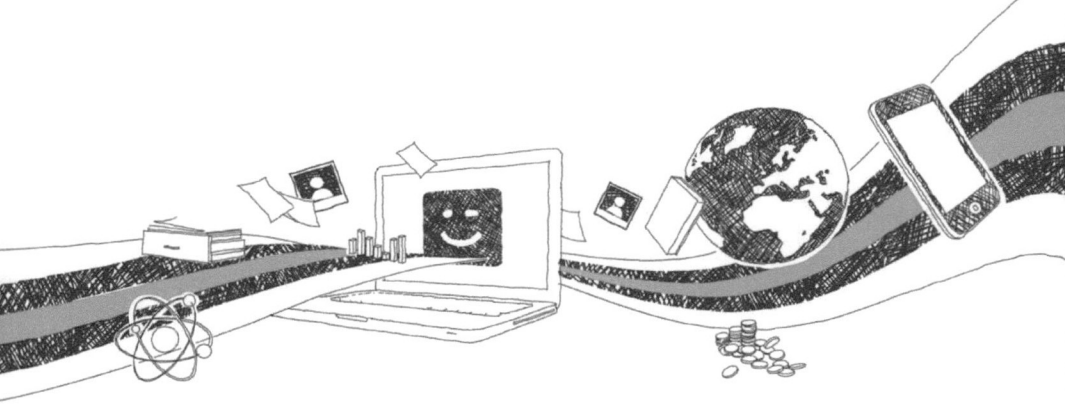

Bibliografische Information der Deutschen Nationalbibliothek:

Die Deutsche Bibliothek verzeichnet diese Publikation in der Deutschen National-
bibliografie; detaillierte bibliografische Daten sind im Internet über http://dnb.d-
nb.de/ abrufbar.

Impressum:

Copyright © 2004 GRIN Verlag
Druck und Bindung: Books on Demand GmbH, Norderstedt Germany
ISBN: 9783346176998

Stefan Schrank

Reha-Geriatrie. Vorzüge und deren Umsetzung

GRIN Verlag

GRIN - Your knowledge has value

Der GRIN Verlag publiziert seit 1998 wissenschaftliche Arbeiten von Studenten, Hochschullehrern und anderen Akademikern als eBook und gedrucktes Buch. Die Verlagswebsite www.grin.com ist die ideale Plattform zur Veröffentlichung von Hausarbeiten, Abschlussarbeiten, wissenschaftlichen Aufsätzen, Dissertationen und Fachbüchern.

Universität Bielefeld Fakultät für Gesundheitswissenschaft

Studiengang Master of Public Health, Sommersemester 2004

MPH 38 SPS- Rehabilitation: Qualitätsmanagement in der medizinischen Rehabilitation

Hausarbeit

Reha- Geriatrie: Vorzüge und deren Umsetzung

Vorgelegt von:

Stefan Schrank

3. Semester MPH

Inhalt

Abschließend möchte ich anmerken, dass Formulierungen wie „Patient", „Arzt", etc. stets Personen beiderlei Geschlechts bezeichnen.

1. Einleitung

In allen modernen Industriestaaten nimmt der Anteil älterer Menschen ab 60 Jahren an der Gesamtbevölkerung stetig zu und wird in drei bis vier Jahrzehnten ca. 35 bis 40 % ausmachen. Die Sicherung einer hohen Lebensqualität im Alter ist mit einer Fülle individueller und gesellschaftlicher Probleme verbunden.[1]. Trotzdem hat unsere Gesellschaft noch wenigen Anstalten gemacht, diese auch wirklich zu lösen. Denn der Trend der Industriegesellschaft ist leistungsorientiert und auf Jugend und jung sein ausgerichtet, er richtet sich nach Angebot und Nachfrage - und alt sein ist nun einmal nicht gefragt. Dennoch sind wir m.E. schon aus ethischer Sicht verpflichtet, unseren Müttern und Vätern ein selbstbestimmtes und eigenständiges Leben zu ermöglichen. Doch dieser Wunsch scheitert derzeit an verschiedenen Tatsachen. Die einstige Großfamilie, wie sie in der Kriegsgeneration noch üblich war, ist durch die Kriegswirren so gut wie nicht mehr vorhanden. Auch sind die Kinder der heutigen Rentnergeneration meistens im beruflichen Alltag sehr eingespannt oder wohnen wegen ihres Arbeitsplatzes nicht mehr am Ort. Deshalb muss es andere Wege geben, die für eine weitest gehende Agilität der Senioren zu sorgen. Dann, wenn sich meist typische Altersleiden einstellen, die nicht nur schleichend mit den Jahren auftauchen und sich sukzessive verstärken, aber auch dann, wenn durch ein plötzlich eintretendes elementar gefährdendes Ereignis, wie z.B. Schlaganfall, der Mensch sich nicht mehr selbst helfen kann und auf die Hilfe seiner Umwelt angewiesen ist. Aber auch ältere Menschen können eine erfolgreiche Rehabilitation absolvieren.

Nach dem Gesetz können die Krankenkassen verschiedene Arten von Kurleistungen gewähren. Dabei handelt es sich zunächst um ambulante Vorsorge- und Rehabilitationskuren.[2]

Rehabilitationsfähigkeit geriatrischer Patienten

Bei Aufnahme eines älteren Patienten im Akutkrankenhaus stellt sich die Frage, ob er ein „geriatrischer" Patient ist. Ein geriatrischer Patient ist in diesem Zusammenhang gekennzeichnet durch höheres biologisches Alter, relevante Komorbidität und aktuelle oder drohende funktionelle Einschränkungen. Daneben besteht natürlich eine Erkrankung, welche zur Einweisung in das Krankenhaus führt, aber dabei retrospektiv nicht die Hauptdiagnose im Sinne des neuen Fallpauschalensystems (Hauptgrund der stationären Aufnahme) darstellen muss.[3]

---

[1] Reiner V., Martina B., Brunhilde V. S. 5

[2] Boch, E., Hillebrandt, B., Wolf, W. 1997, S. 31

[3] E. Steinhagen-Thiessen G. Hamel D. Lüttje P. Oster A. Plate W. Vogel. S. 6

Hierzu führt das Sozialministerium Baden-Württemberg aus:

„Die Notwendigkeit und Wirksamkeit geriatrischer Rehabilitation ist heute unbestritten. Man geht davon aus, dass auch im Alter die Menschen jene physischen, psychischen und kognitiven Potentiale besitzen, die für die Anwendung von Interventions- und Rehabilitationsmaßnahmen notwendig sind. Dabei ist jedoch auf die spezifische körperliche, seelische und soziale Situation des alten Menschen Rücksicht zu nehmen. Die Bevölkerungsentwicklung mit einem zunehmenden Anteil an alten und hochaltrigen Menschen stellt das (Sozial-) und Gesundheitswesen vor neue Aufgaben. Es gilt, die Menschen in diesem Lebensabschnitt, der häufig durch chronische Krankheiten und Behinderungen und damit verbundene Einschränkungen gekennzeichnet ist, zu unterstützen, ein möglichst beschwerdearmes und selbständiges Leben zu führen."[4]

Patientenprofil der geriatrischen Rehabilitation

„Patienten/Innen der geriatrischen Rehabilitation sind ältere Menschen, die nach einer Akuterkrankung oder aus einem chronischen Verlauf heraus in ihrer Selbständigkeit eingeschränkt oder davon bedroht sind. Dabei besteht das Problem, dass die Patienten/Innen häufig durch Dekompression ihrer multiplen Organerkrankungen beeinträchtigt sind. So ist die geriatrische Rehabilitation eine Kombination aus akutmedizinischen und rehabilitativen Komponenten, wobei die Rehabilitation im Vordergrund steht. Das Krankheitsspektrum alter Menschen zeigt im Vergleich zu jüngeren Patienten/Innen typische chronische Erkrankungsverläufe, am häufigsten Erkrankungen des Herz-/Kreislaufsystems. Ebenfalls sehr häufig sind Patienten/Innen mit Sturzfolgen, Arthrosen (insbesondere Knie- oder Hüftarthrosen) bilden einen weiteren Schwerpunkt der geriatrischen Rehabilitation."[5]

Rehabilitationsziele geriatrischer Patienten/Innen

Die Rehabilitationsziele älterer und alter Menschen liegen wie die der jüngeren in der Erhaltung und Verbesserung der Lebensqualität, im subjektiven Wohlbefinden und damit zusammenhängend in größtmöglicher Selbständigkeit und Unabhängigkeit von Pflege-, Hilfe- und Unterstützungsleistung.

---

[4] Sozialministerium Baden-Württemberg, S. 85
[5] Sozialministerium Baden-Württemberg, S. 85

Der Alltag der Patienten/Innen stellt dabei den Bezugsrahmen für folgendes dar:

-   **Selbständigkeit**

    Unter „selbständigem Leben" wird nicht nur das „Funktionieren im Alltag" verstanden, sondern darüber hinaus die Fähigkeit, Kontrolle über die Verantwortung für seinen Körper und seine Lebensumstände auszuüben.

-   **Lebensqualität**

    Lebensqualität wird bestimmt durch objektive Lebensbedingungen und subjektives Wohlbefinden. Sozialgerontologisch wird Lebensqualität als Erhaltung eines möglichst hohen Grades an sozialer Kompetenz, an Selbständigkeit und an psychischem Wohlbefinden definiert. Im Zusammenhang von Lebensqualität und geriatrischer Rehabilitation geht es vor allem darum, den Menschen nicht als Träger somatischer Symptome zu sehen, sondern auch sein Umfeld zu motivieren und in den Rehabilitationsprozess mit einzubeziehen.

-   **Soziale Kompetenzen**

    Das Kompetenzmodell geht davon aus, dass das Verhalten im Alltag aus dem Verhältnis zwischen Anforderungen an die Person und deren Ressourcen zu ihrer Bewältigung verstanden werden muss. Unter sozialer Kompetenz wird die Fähigkeit verstanden, soziale Situationen zu bewältigen. Soziale Kompetenz fördert die Krankheitsbewältigung, das positive Selbstbild und wirkt der sozialen Isolation entgegen.[6]

---

[6] Sozialministerium Baden- Württemberg, S. 86

2. Definitionen

2.1 Definition des Begriffs „Rehabilitation/Reha"

Vielfach werden die Begriffe Rehabilitation und tertiäre Prävention gleichbedeutend verwendet. Bei manchen Autoren wird hier jedoch unterschieden.

Unter tertiärer Prävention werden Maßnahmen zur Verhinderung von Rezidiven einer vorangegangenen Krankheit verstanden, Rehabilitation dient hingegen dazu, Krankheitsfolgen wie z.b. eine bleibende Behinderung abzumindern[7]

Vor dem tieferen Einstieg ist zunächst eine Definition des Begriffs „Rehabilitation" nötig:

„Rehabilitation (v. mittellat.: *rehabilitatio* Wiederherstellung) bedeutet im Gesundheitswesen das Wiedereingliedern in den Alltag oder das berufliche Leben. „Nach der Bundesarbeitsgemeinschaft für Rehabilitation" ist das Ziel der Rehabilitation, behinderten Menschen dabei zu helfen, ihre Fähigkeiten und Kräfte zu entfalten und einen entsprechenden Platz in der Gesellschaft zu finden"[8] .allerdings darf nicht vergessen werden, dass bei vielen alten Menschen, bei denen eine Erwerbstätigkeit nicht mehr in Frage kommt, dennoch eine Rehabilitation zum Erhalt der eigenen Selbständigkeit sinnvoll sein kann. Nach Miehlke (2000) Die Rehabilitation ist in Deutschland aus der Kurmedizin hervorgegangen. Sie wird deshalb auch meist in Heilbädern durchgeführt. Diese Situation erklärt auch die heute noch immer geübte Vermischung der Begriffe „Kur" und „Rehabilitation".[9] Es werden verschiedene Arten der Rehabilitation unterschieden:

2.1.1 Die medizinische Rehabilitation

versucht, einen die Erwerbsfähigkeit bedrohenden oder (z. B. durch Unfall) entstandenen Gesundheitsschaden zu beseitigen, zu mildern seine Folgen zu beseitigen. Medizinische Rehabilitation gibt es aber auch für Menschen, die nicht oder nicht mehr im Erwerbsleben stehen (z.B. Kinder oder Rentner). Hier werden häufig die von der WHO verwendete Klassifikation der Begriff Schaden, Behinderung und sozialer Nachteil verwendet.

Es gibt in Deutschland insgesamt 7 Rehabilitationsträger (Leistungsträger). Die größte Bedeutung haben die gesetzlichen Rentenversicherungsträger, die gesetzlichen Krankenkassen und die Unfallversicherungen.

---

[7] Bundesarbeitsgemeinschaft für Rehabilitation Frankfurt am Main
[8] Ökologisches Stoffgebiet, S. 270
[9] Gedanken eines Arztes zur Zukunft unseres Gesundheitssystems S.5

4

- Leistungen im Rahmen der medizinischen Rehabilitation

  1) Ärztliche Behandlung

  2) Arznei- und Verbandsmittel

  3) Heilmittelversorgung

  4) Bewegungs- Sprach- und Beschäftigungstherapie[10]

2.1.2 Die berufliche Rehabilitation

folgt dem Grundprinzip "Rehabilitation vor Rente" und versucht, durch Rehamaßnahmen die Betroffenen wieder in den beruflichen Alltag zu integrieren (z. B. durch Umschulungen). Nach Brockfeld (1998) soll die Voraussetzung für eine weitere Erwerbstätigkeit des Behinderten Menschen geschaffen werden. Zuständig sind jeweils die Arbeitsämter[11]. Sie können Maßnahmen zum Erhalt des Arbeitsplatzes beim bisherigen Arbeitgeber finanzieren, z.B. indem sie eine innerbetriebliche Umsetzung auf einen für die Behinderung geeigneten Arbeitsplatz unterstützen. In vielen Fällen ist zur beruflichen Rehabilitation ein Berufswechsel erforderlich Dazu kann von der Bundesanstalt für Arbeit eine stationäre Berufsausbildung (Umschulung) in einem der zahlreichen Berufsförderungswerke (z.B. die Stiftung Rehabilitation Heidelberg) finanziert werden.

Das Sozialgesetzbuch verpflichtet alle größeren Betriebe zur Beschäftigung von mindestens 6% schwerbehinderten Mitarbeitern.[12] Für Behinderte, die in einem Wirtschaftsunternehmen arbeiten könne, wurden besondere Werkstätten eingerichtet, in denen über Hilfen bei der Arbeitstätigkeit hinaus auch auf die besonderen medizinischen und psychischen Probleme im Zusammenhang mit Behinderung eingegangen werden kann.

2.1.3 Die soziale Rehabilitation

umfasst alle Leistungen zur Teilhabe am sozialen Leben. Das kann zum Beispiel sein: Wohnungshilfe, Haushaltshilfe.[13] Die wird von der Staat finanzielle Hilfe geleistet, um eine behindertengerechte Gestaltung des privaten Umfeldes zu ermöglichen, dazu kann z.B. ein erforderlicher Umbau der Privatwohnung bezahlt werden, dass die Behinderte lernen, mit ihrer persönlichem Umfeld zurechtzukommen. Außerdem können auch Selbsthilfegruppen eine wertvolle Hilfe bei der sozialen Rehabilitation darstellen.

---

[10] Ökologisches Stoffgebiet, S. 273

[11] Ökologisches Stoffgebiet, S. 274-276

[12] Das Sozialgesetzbuch

[13] http://www.medizinerboard.de/lexikon/Rehabilitation,erklaerung.htm

Die oben aufgeführten Definitionen lassen erahnen, wie komplex die Verteilung der bei einer Rehabilitation entstehenden Kosten ist. Auch lässt sich eine Vielfalt von Antragsformularen wegen dieser Komplexität vermutlich nicht vermeiden.

Ein Mensch *jeden* Alters hat ein Recht auf Rehabilitation, auch wenn kein volkswirtschaftlicher Nutzen zu erwarten ist.

3. Definition des Begriffs „Geriatrie"

Nach T. Nikolaus liegt 2003 die Zahl von pflegebedürftigen Menschen in Deutschland bei etwa 1,9 Millionen. In den nächsten 20 Jahren wird eine weitere Million pflegebedürftiger Menschen hinzukommen. 1996 lebten insgesamt 450000 Menschen in Pflegeinrichtungen und zusätzlich 200000 Ältere in Altenheimen.[14]

Die Münchner Gerontologen definieren hierzu:

„Gerontologie (Altersforschung, von griech. Geron = Alter, Greis und Griech. Logos = Lehre). Wissenschaft von den körperlichen, psychischen und sozialen Vorgängen des Alterns.

Geriatrie (Altersheilkunde): Lehre von den Krankheiten des alternden und des alten Menschen und ihrer Behandlung, gewissermaßen der medizinische Zweig der Gerontologie. Im deutschen Sprachraum ist die Grenzziehung zum geriatrischen Patienten relativ willkürlich, ungefähr beim 70. Lebensjahr.

Allerdings: Es gibt (fast) keine "Alterskrankheiten" - alle scheinbar "typischen" geriatrischen Erkrankungen (wie Inkontinenz, Arthrose, Osteoporose) treten bei manchen Menschen auch schon oft in früheren Jahren auf."[15]

Das lässt den Rückschluss zu, dass man Erkrankungen nicht ohne weiteres dem Alter des zu Rehabilitierenden zuschreiben kann. Grundsätzlich bedeutet das, dass jede Erkrankung in jedem Alter des Patienten zu rehabilitieren ist.

3.1 Physiologische Veränderungen im Alter

Veränderungen im Alter sind nicht nur abhängig vom Alter allein, sondern auch von Änderungen, wie sie durch Arbeits- und Lebensgewohnheiten entstehen können.

„Altern: Biologischer, psychischer und sozialer Prozess, der nicht erst in höherem Lebensalter beginnt, sondern von der Geburt an unumkehrbar fortschreitet.

Die Alterungsvorgänge beeinflussen alle Aspekte des menschlichen Daseins:

- Alterungsprozesse bewirken Veränderungen vieler organischer Funktionen

- Sie führen zu psychischen Veränderungen des alternden Menschen"[16]

---

[14] Zeitschrift für Gerontologie und Geriatrie, Band 36, Heft 4 (2003) Steinkopff Verlag 2003

[15] http://pflege.klinikum-grosshadern.de/campus/alter/geriatr/geria.html

[16] http://pflege.klinikum-grosshadern.de/campus/alter/geriatr/geria.html

3.2 Die Theorie des Alterns

Früher dachte man, der gesunde Körper werde in zunehmendem Maße durch neu eintretende Erkrankungen Stück für Stück zerstört. Verschleißerscheinungen (z.b. Gelenkabnutzung) oder Vergiftungserscheinungen (z.b. durch Umweltgifte, oder falsche Ernährung) spielten demnach die Hauptrolle im Alterungsprozess.

Durch die moderne Altersforschung ist jedoch deutlich geworden, dass es sich beim Altern um ein genetisch festgelegtes Geschehen handelt, welches durch äußere Faktoren lediglich frühzeitig in Gang gesetzt und beschleunigt wird.

Auch wenn das Alter genetisch verankert ist, wird der Zeitpunkt des (spürbaren) Altwerdens von der Lebensgeschichte und dem Lebensstil des Einzelnen entscheidend beeinflusst.

Viele Alterungsvorgänge, etwa die der Haut oder der Lunge, werden durch zusätzliche Schädigungen, z.b. zu intensives Sonnenbaden oder Rauchen, beschleunigt, verstärkt und dadurch überhaupt klinisch manifestiert. Auf der anderen Seite lassen sich zahlreiche Funktionen (darunter - ganz wichtig: die Gehirnleistung) noch bis ins hohe Alter trainieren und teilweise sogar steigern.

Außerdem bedeutet Alter nicht nur einen Abbau, sondern in Teilbereichen auch einen Gewinn (z.B. an Erfahrung, an Verantwortungsgefühl), der Verluste durchaus kompensieren kann.

Trotz der Einzigartigkeit, wie jeder den Alterungsprozess durchlebt, gibt es bestimmte typische Alterungsverläufe, wie der Haut, der Gelenke, etc."[17]

Aufgrund der o.g. positiven Punkte lässt sich ein grundsätzlicher Nutzen für eine Rehabilitation im gehobenen Alter ableiten. Dies beweist, dass rehabilitative Maßnahmen in einzelnen Punkten spezifisch gefördert, kleinere Defizite in Randbereichen kompensieren können, was im Anschluss an das Rehabilitationsverfahren ohne weiteres ein selbständiges oder zumindest teilweise selbständiges Leben im privaten Umfeld ermöglicht.

3.3 Biografisches, biologisches und soziales Altern

a) Biografisches und biologisches Altern

Der genetisch vorbestimmte Alterungsprozess und die Entwicklung chronischer Krankheiten unterliegen großen individuellen Schwankungen. Daher stellt man dem biografischen (oder

---

[17] http://pflege.klinikum-grosshadern.de/campus/alter/geriatr/geria.html

chronologischen) Altern, also der am Kalender ablesbaren Alterung, das biologische Altern gegenüber.

Das biologische Alter ist ein (Schätz-)Maß für die gegenwärtige gesundheitliche Situation und Belastbarkeit eines Menschen:

- Ein biografisch 85-jähriger, aber biologisch 75-jähriger ist überdurchschnittlich rüstig und wird eine große Operation mit höherer Wahrscheinlichkeit ohne gravierende Komplikationen überstehen als biografischer Altersgleicher.

- Ein biografisch 71-jähriger, aber biologisch 80-jähriger ist vorgealtert und sein Organismus wenig anpassungsfähig.

b) Soziales Altern

Das Altern wird nicht nur vom Einzelnen, sondern auch von Gesellschaft, sozialem Umfeld und Familie geprägt. Diese entscheiden ganz wesentlich, wie das Individuum sein Älterwerden erlebt und mitgestaltet."[18]

Diese Punkte zeigen, dass nicht ohne weiteres eine pauschale Ablehnung von therapeutisch und medizinischen Maßnahmen erfolgen kann, sondern jeder Einzelfall für sich auf Sinn und Zweck geprüft werden muss.

3.4 Veränderungen der Emotionalität

Die Münchner Gerontologen sehen auch eine Veränderung in der Emotionalität.

„Mit Emotionalität werden sowohl kurzfristige Gefühle wie Ärger oder Freude als auch langfristige Stimmungen und Eigenschaften wie Wohlbefinden und Lebenszufriedenheit bezeichnet.

Die Annahme, dass alte Menschen wesentlich häufiger traurig, depressiv oder (lebens-) unzufrieden sind, konnte in Untersuchungen nicht eindeutig bestätigt werden. Für die Emotionalität alter Menschen ("Gefühlshaushalt") sind Faktoren wie Gesundheit, Aktivitätsniveau und sozialer Status von größerer Bedeutung als das biographische Alter."[19]

Dennoch sollte in einer stationären oder ambulanten Rehabilitation mit einer Beschäftigungstherapie begonnen werden. Man sollte den Versuch unternehmen, individuelle Freizeitbe-

---

18 http://pflege.klinikum-grosshadern.de/campus/alter/geriatr/geria.html

[19] http://pflege.klinikum-grosshadern.de/campus/alter/geriatr/geria.html

schäftigungen für den Einzelnen zu finden, die er später, im privaten Umfeld, weiter ausüben kann.

3.5 Geriatrische Reha und ausländische Herkunft

Deutschland zählte am 1.1.2000 über 82 Millionen Einwohner, davon mehr als 7 Millionen Ausländer und davon wiederum etwa 2 Millionen Türken, insgesamt etwa 3,7 Millionen Muslim.[20] Etwa 1,2 Millionen stammen aus dem ehemaligen Jugoslawien. Ging man ursprünglich 1961 vom Konzept der „Gastarbeiter" aus, die von der Industrie angeworben wurden, so handelt es sich mittlerweile längst um Einwanderer oder Migranten, von denen über 50 % einschließlich ihrer Familien bereits mehr als zehn Jahre bei uns leben. Zusätzlich wanderten seit einigen Jahren viele deutschstämmige Umsiedler aus Russland, ebenso wie Bürgerkriegsflüchtlinge und Asylanten aus aller Welt ein. Ihre medizinische Versorgung ist in Deutschland, auch im psychiatrischen Bereich, längst Bestandteil des klinischen Alltags geworden[21]

Unter Migranten werden nach der Definition der Vereinten Nationen alle Personen verstanden, die ihren Wohnsitz in andere Länder verlegen, unabhängig von ihrer Motivation oder kulturellem Hintergrund.[22] „Im Internationalen Vergleich ist die Qualität der Gesundheitsversorgung in Deutschland auf hohem Niveau. Bei der Behandlung ausländischer Patientinnen und Patienten wird jedoch immer wieder von Schwierigkeiten berichtet. Als drängendstes Problem wird die schwierige Kommunikation zwischen Patienten und Fachpersonal genannt".[23]

Noch weniger beschäftigt man sich mit der Frage, welche Bedürfnisse überhaupt bestehen und welche Dienstleistungen gefragt sind. Altenhilfe und Migrationssozialarbeit scheinen wie zwei Systeme zu sein, die einander fremd sind. Es gibt nicht viele Informationen über die Bedürfnisse der Patienten anderer Kulturen und Religionen. Beide Systeme sind sehr unterschiedlich strukturiert und beziehen sich kaum aufeinander. Dieser kleine Text in dieser Hausarbeit kann weder alle Eventualfälle abdecken noch jede Frage beantworten. Er kann den Leser jedoch wenigstens in einem gewissen Maß auf mögliche Fragen vorbereiten und ihm aufzeigen, wann sie wahrscheinlich auftreten werden.

„So vielfältig wie die unterschiedlichen Kulturen und Gesellschaftsformen sind häufig auch die Krankheitsbilder von Angehörigen verschiedener Ethnien. Allzu oft stehen medizinische

---

[20] Fischer 2002, S. 181
[21] Heise, T., H. Pfefferer-Wolf, K. Leferink, E. Wulff, A. Heinz: (2001) 72, 231–233
[22] W. Hausotter (2002) No 5 S. 161
[23] Die Beauftragte der Bundesregierung für die Belange der Ausländer1995, S .8-9.

Fachkräfte hilflos vor Symptomen ihrer ausländischen Patienten, die in unserer Kultur unverständlich scheinen"[24]

Die Rahmenbedingungen der Medizinischen Ausbildung enthalten explizit keine Hinweise auf die rechtliche Notwendigkeit einer Qualifizierung in trankskultureller Medizin. Die Anwendung von Unterrichten und Rahmenlehrplänen ist bundesweit uneinheitlich. Die Medizinischen Personen in einer Geriatrische Reha müssen sich also auf **das Individuum** einstellen und ihre Arbeit abstimmen auf den Kontext des Menschen, mit dem sie es zu tun haben. Der Kontext eines Menschen wird von den unterschiedlichsten Einflüssen geprägt:

- „Elternhaus und Erziehung
- Schulausbildung und beruflicher Werdegang
- familiäre Situation und Wohnverhältnisse
- Religion und andere Lebensauffassungen
- kulturelle Interpretation von Krankheit
- Körperwahrnehmung und Schmerzen
- kulturell bedingte Nahrungsverbote
- traditionelle Heilkundige"[25]

Bei Patienten anderer kultureller und religiöser Herkunft sind bei der **Anamnese** spirituelle Aspekte häufig besonders wichtig. In der Anamnese, die möglichst von einer muttersprachlichen medizinischen Kraft erstellt werden sollte, können die spezifischen kulturellen oder religiös bedingten Pflegebedürfnisse erfasst werden. Die individuelle Lebensbiographie sollte zudem unter dem besonderen Aspekt der Migrationserfahrung in der Rehabilitationsplanung berücksichtigt werden.

---

[24] Ch. Dettmers, N.-J. Albrecht, C. Weiller Hippocampus 2002, S.1
[25] Aljazzar, A. 2002, S 56

Zur Evaluation der Wirksamkeit bei der Übung des Geriatrischen Patienten in seiner religiösern Handlung und Bräuchen für des Medizinischpersonal- und- Heilunkspross sollen folgende Punkte berücksichtigt werden:

- ist der Betroffene zufrieden, und fühlt er sich wohl?
- Sind Räumlichkeiten und Umgebung angemessen, um weiterhin den Besuch von Gottesdiensten und Ausübung religiöser Handlung zu gewährleisten?
- Sind die Familien und Freunde zufrieden mit der angebotenen Hilfe und Unterstützung?

4. Gesetzliche Grundlagen

Gesetzliche Grundlage für die Rehabilitation ist das Sozialgesetzbuch IX "Rehabilitation und Teilhabe behinderter Menschen":

„§ 6 SGB IX - Rehabilitationsträger"

(1) Träger der Leistungen zur Teilhabe (Rehabilitationsträger) können sein

1. die gesetzlichen Krankenkassen für Leistungen nach § 5 Nr. 1 und 3

2. die Bundesagentur für Arbeit für Leistungen nach § 5 Nr. 2 und 3

3. die Träger der gesetzlichen Unfallversicherung für Leistungen nach § 5 Nr. 1 und 4

4. die Träger der gesetzlichen Rentenversicherung für Leistungen nach § 5 Nr. 1 bis 3, die Träger der Alterssicherung der Landwirte für Leistungen nach § 5 Nr. 1 und 3,

5. die Träger der Kriegsopferversorgung und die Träger der Kriegsopferfürsorge im Rahmen des Rechts der sozialen Entschädigung bei Gesundheitsschäden für Leistungen nach § 5 Nr. 1 bis 4,

6. die Träger der öffentlichen Jugendhilfe für Leistungen nach § 5 Nr. 1, 2 und 4,

7. die Träger der Sozialhilfe für Leistungen nach § 5 Nr. 1,2 und 4.

(2) Die Rehabilitationsträger nehmen ihre Aufgaben selbständig und eigenverantwortlich wahr."[26]

Des Weiteren sind geregelt:

„§ 12 - Zusammenarbeit der Rehabilitationsträger"

(1) Im Rahmen der durch Gesetz, Rechtsverordnung oder allgemeine Verwaltungsvorschrift getroffenen Regelungen sind die Rehabilitationsträger verantwortlich, dass

1. die im Einzelfall erforderlichen Leistungen zur Teilhabe nahtlos, zügig sowie nach Gegenstand, Umfang und Ausführung einheitlich erbracht werden,

2. Abgrenzungsfragen einvernehmlich geklärt werden,

3. Beratung entsprechend den in §§ 1 und 4 genannten Zielen geleistet wird,

4. Begutachtungen möglichst nach einheitlichen Grundsätzen durchgeführt werden sowie

5. Prävention entsprechend dem in § 3 genannten Ziel geleistet wird.

---

[26] http://www.bmgs.bund.de/download/gesetze_web/SGB09/sgb09x006.htm

(2) Die Rehabilitationsträger und ihre Verbände sollen zur gemeinsamen Wahrnehmung von Aufgaben zur Teilhabe behinderter Menschen insbesondere regionale Arbeitsgemeinschaften bilden. § 88 Abs. 1 Satz 1 und Abs. 2 des Zehnten Buches gilt entsprechend."[27]

Jedoch gilt hier speziell:

„(...) der zunehmenden Dominanz chronischer Erkrankungen zu sehen: Immer mehr Menschen leiden an einer Krankheit, bei der weniger die Heilung, als vielmehr die Befähigung der Betroffenen zu einem möglichst wenig eingeschränkten „Leben mit chronischen Erkrankungen" im Zentrum von Versorgungskonzepten und –Strukturen stehen sollten. In Ergänzung zu akutmedizinischen Versorgungskonzepten, die im Wesentlichen auf die Beherrschung somatischer Prozesse ausgerichtet sind, ist die Rehabilitation zunehmend zu einem wichtigen Versorgungskonzept bei Personen mit einer chronischen Erkrankung geworden. Die Versorgung chronisch Kranker muss als Konzept zwei wesentliche Aspekte berücksichtigen:

- zum einen muss sie ganz im Sinne der Rehabilitationsgesetzgebung darauf ausgerichtet sein, den chronisch Kranken möglichst umfassend zu befähigen, am beruflichen und sozialen Leben teilhaben zu können (interventiver Auftrag);

- zum anderen müssen aber auch Versorgungsstrukturen und Konzepte so geschnitten sein, dass diese den Versorgungsbedürfnissen dieses Personenkreises entsprechen."[28]

Die o.g. Gesetzgebung definiert zwar die Finanzierung der Rehamaßnahmen in den unterschiedlichen Bereichen; auch ist die übergreifende Zusammenarbeit der einzelnen Rehabilitationsträger geklärt. Jedoch klärt sie eine Frage nicht: Nämlich die Zusammenarbeit der Rehabilitationsträger mit vorab leistenden Kostenträgern, wie z.B. bei den DRG's. Die DRG's sichern zwar die Finanzierung der akuttherapeutischen Behandlung, sie liefern aber keine Anhaltspunkte, wie das weitere Vorgehen im Rahmen einer Anschluss-Heilbehandlung bzw. eines Rehabilitationsverfahrens ablaufen soll. Erst recht ist nicht geklärt, wie fortzufahren ist bei geriatrischen Patienten, die Indikation der Fragestellung weitaus differenzierter von statten gehen muss als bei Patienten, die wieder in den Arbeitsprozess integriert werden sollen. Bei diesen Patienten hat man auch das einfache Argument, dass sie einen volkswirtschaftlichen Nutzen bringen, den es lohnt, sie wieder zu reaktivieren im Rahmen der unterschiedlichen Möglichkeiten.

---

[27] http://www.bmgs.bund.de/download/gesetze_web/SGB09/sgb09x012.htm
[28] Schott T.: Auflage 1996, S. 11

14

Dasselbe Argument kann jedoch nicht bei einem geriatrischen Patienten vorgebracht werden, weil hier eindeutig kein volkswirtschaftlicher Nutzen erkennbar ist. Der einzige volkswirtschaftliche Nutzen, der entsteht, ist der, dass solche Patienten einer pflegerischen oder medizinischen Betreuung bedürfen. Der volkswirtschaftliche Nutzen entsteht aber sowohl nach einem Rehaprozess, wie auch wenn kein Rehaprozess stattfindet, so dass sich der Nutzen in diesem Fall gegenseitig aufhebt.

5.   Rahmenbedingungen

5.1 Umsetzungen vor Ort

Idealerweise ist an ein Akutkrankenhaus eine Rehaklinik bzw. eine Tages-Rehaklinik ange-
schlossen, so dass ein nahtloser Transfer des Patienten erfolgen kann. Im Gegensatz zu einer
stationären akut-therapeutischen Station, bei der die Pflegeleistungen im Vordergrund stehen,
liegen die Schwerpunkte in einer Rehastation im Therapiebereich. Das heißt, dass die Berufsgruppe der Therapeuten deutlich stärker vertreten ist als das Pflegepersonal. Die einzelnen
Berufsgruppen sind in den folgenden Punkten näher erläutert.

5.2 Beteiligte Berufsgruppen

5.2.1 Pflegefachkräfte

In den letzten Jahren haben sich die Inhalte und Schwerpunkte in den Pflegeberufen immer
mehr professionalisiert.

„Die Pflegefachkräfte legen Pflegeziele fest und verfolgen diese durch zielgerichtete Hand-
lungsabläufe, in die teilweise auch Inhalte der therapeutischen Behandlung eingebracht werden müssen/können. Sie kommunizieren eng mit den Ärzten/Innen, um den Erfolg der ärztlich
angeordneten Maßnahmen sicherzustellen. Die Pflegekräfte sind das Bindeglied zwischen
Arzt/Ärztin und den Patienten. Sie können entlang der AEDL Hilfe zur Selbsthilfe vermitteln,
indem sie Fachwissen mit dem Lebensalltag der Betroffenen verknüpfen. Durch den intensi-
ven Kontakt mit den PatientInnen wissen sie am ehesten über Gemütsverfassung, Lebensumstände usw. Bescheid und können dieses Wissen in die Arbeit des Rehabilitationsteams mit
einbringen."[29] Die Hilfe zur Selbsthilfe sollte hier unbedingt im Vordergrund stehen. Das
Überengagement hilft dem Patienten kein Stück weiter. Das von ihm unter Anleitung Erlernte
muss der Patient später in seinem Umfeld umsetzen können.

5.2.2 Ergotherapeuten

„Ziel der Arbeit der Ergotherapeuten/Innen ist es, eine Funktionsverbesserung im motori-
schen, sensorischen, perzeptiven, geistigen und psychischen Bereich zu erreichen. Dazu bie-
ten sie z.B. motorisch-funktionelle Therapie, Sensibilitätstraining, Selbsthilfetraining (bei den
AEDL) wie Waschen, Kämmen, Zähneputzen, An- und Auskleiden, Haushaltsführung,
Schreiben etc. an; ebenso übernehmen sie diagnostische und therapeutische Aufgaben bei

---

[29] Sozialministerium Baden- Württemberg, S. 29

neuropsychologischen Funktionsstörungen und sie sind zuständig für die Versorgung mit Hilfsmitteln und Rollstühlen etc.“[30]

Die Ergotherapeuten spielen eine wichtige Rolle im bereits oben erwähnten Herausfinden von Freizeitaktivitäten, da sie in diesem Bereich besser geschult sind als die Physiotherapeuten.

5.2.3 Logopäden

„Zu ihren Aufgabenbereichen zählt die Behandlung von Aphasien (...) und Dysarthrien (...)“[31]

Ein Logopäde ist im Schwerpunkt auch immer bei Schluckstörungen heranzuziehen, um abzuklären, welche Ursache die Schluckstörung hat und ob sie im Rahmen der Selbsthilfe reduziert werden kann, damit der Patient später Nahrung in jeder Form zu sich nehmen kann.

5.2.4 Physiotherapeuten

„In der Physiotherapie wird Bewegung als Therapie genutzt. Grundsätzlich unterschieden wird zwischen passiven Formen wie Lagerung, passiven Bewegungsübungen sowie bestimmten Formen der Massage und aktiven Formen/ Techniken wie Bewegungen (dynamische Kontraktionen) und Halten (statische Kontraktionen), Gangschulung und Atemtherapie. Des Weiteren werden in der Physiotherapie auch krankengymnastische Behandlungsverfahren auf neurophysiologischen Grundlagen (Bobath, Vojta u. ä.) durchgeführt. Bei physikalischen Therapien sind neben Physiotherapeuten auch Masseure und medizinische Bademeister tätig“[32] Eine wichtige Tätigkeit ist auch die rechtzeitige Anpassung der Hilfsmittel, die der Patient später zuhause benötigt. Auch muß der zukünftige Umgang trainiert werden.

5.2.5 Ärzte

„Das Aufgabenfeld erstreckt sich auf Diagnose, Assessment, Medikation, Behandlungs- und Therapieverordnung und Durchführung. Ebenso koordiniert er die verschiedenen Maßnahmen der Rehabilitation in Kooperation mit den beteiligten Leistungserbringern.“[33]

Ärzte sollten hier die Diagnostik und Medikation dem Zustand und dem Alter des Patienten anpassen – soviel wie nötig und so wenig wie möglich. So werden unnötige Belastungen der geriatrischen Patienten vermieden. Dazu kommt, das ältere Menschen mehr Medizin nachfragen als sie in den meisten Fällen brauchen.

---

[30] Sozialministerium Baden- Württemberg, S. 29

[31] Sozialministerium Baden- Württemberg, S. 29

[32] Sozialministerium Baden- Württemberg, S. 29 ff

[33] Sozialministerium Baden- Württemberg, S. 30

5.2.6 Psychologen

„Zu den psychologischen Aufgabenbereichen zählen die individuelle Patientenbetreuung bei Krisen, Umgang mit Krankheit und Tod oder Angehörigen- und Partnerschaftsproblemen. Darüber hinaus sind sie in der Angehörigenarbeit allgemein, wie z.B. in der Leitung von Angehörigengruppen tätig, ebenso wie in der Mitarbeiter-Betreuung etc..“[34]

Eine unerlässliche Berufsgruppe sind die Psychologen, da bei plötzlich eintreffenden Ereignissen innerhalb der sozialen Struktur des Patienten Stress entsteht. Eine kontinuierliche psychologische Begleitung ist für ein harmonisches Zusammenleben innerhalb der Familie unabdingbar.

5.2.7 Sozialarbeiter

„Das Aufgabengebiet der Sozialarbeit liegt in der Information der Patienten/Innen oder der Angehörigen über Unterstützungsleistungen, Hilfe beim Bearbeiten von Anträgen auf weiterführende Leistungen oder auch einer Betreuung nach den Betreuungsgesetz, Hilfe bei der Suche nach Heimplätzen etc.“[35]

Bevor der Patient in eine andere Einrichtung verlegt wird, ist unbedingt eine ausgiebige Anamnese durchzuführen, um eine optimale Überleitung - im Rahmen des Interface-Managements und im Sinne der Kostenstruktur der Einrichtung zu gewährleisten

5.2.8 Ernährungsberater

„Zusammenstellung von Kost- und Diätformen, Beratung und Information von Patienten/Innen und Angehörigen über Diäten und ihre Einhaltung im häuslichen Alltag (wenn Diäten über einen längeren Zeitraum oder lebenslang eingehalten werden müssen, ist das Verständnis und die Motivation der Patienten/Innen erforderlich).“[36]

Die Ernährungsberater müssen bei geriatrischen Patienten darauf Rücksicht nehmen, nicht jede Diät zu streng durchzuführen. Bei älteren Menschen kann man toleranter sein, als bei jüngeren, damit dem Patienten ein weiteres Stück Lebensqualität erhalten wird.

---

[34] Sozialministerium Baden- Württemberg, S. 30

[35] Sozialministerium Baden- Württemberg, S. 30

[36] Sozialministerium Baden- Württemberg, S. 30

6.   Probleme bei der Umsetzung

6.1. Probleme bei der Überleitung von der Klinik zur stationären Reha

Theoretisch sollte der Patient in der akut-therapeutischen Station, in der er wegen seiner Grunderkrankung behandelt wird, solange verbleiben, bis er uneingeschränkt rehabilitationsfähig ist. Der Praxisalltag spiegelt dies leider nicht so. In vielen Fällen werden die Patienten viel zu früh von der Normalstation entlassen. Es liegt einerseits daran, dass von den Kostenträgern keine weitere Kostenzusage erteilt wird, was seit Einführung der DRG´s drastisch zugenommen hat. Zum anderen, dass ein geriatrischer Patient mit all den am Alterungsprozess beteiligten Zusatzeinschränkungen oft als Pflegefall für eine Normalstation nicht mehr tragbar ist. Kommen solche Patienten nun direkt aus der Klinik in eine geriatrische Reha-Abteilung, sind sie auf den eigentlichen Rehaprozess nicht ausreichend vorbereitet. Im Endeffekt geht wertvolle Rehabilitationszeit verloren, um den Patienten überhaupt erst bereit für die Rehabilitation zu machen. Das ist m.E. nicht Ziel und Zweck einer Rehabteilung. Weiterhin werden durch solche Patienten wertvolle Personalressourcen gebunden und der gesamte Ablauf einer Station wird gebremst, was auf den Rehaverlauf der anderen Patienten sicher nicht ohne Auswirkungen bleibt.

6.2 Probleme bei der Umsetzung des integrierten / multi-professionellen Reha Teams

6.2.1 Probleme der „Medizinprofis"[37]

Wie bereits zuvor erwähnt, sind die rehabilitative Maßnahmen auf unterschiedliche Berufsgruppen aufgeteilt, so dass es zwangsläufig zu Problemen in der Zusammenarbeit unterschiedlicher Fachdisziplinen kommen kann. Einerseits müssen nicht nur die Pflegemaßnahmen zeitlich optimal geplant und durchgeführt werden, nein auch das gesamte übrige Therapeutenteam muss seine täglichen Trainings- oder Schulungsmaßnahmen aufeinander abstimmen. Da die Rehabilitation des Patienten im Vordergrund steht, tritt hier die Krankenpflege zwangsläufig in den Hintergrund. Die grundpflegerischen Maßnahmen müssen morgens zwischen 6:00 und 8:00 Uhr abgeleistet werden, da das Therapeutenteam ab 8:00 Uhr mit seinen Trainings-/Schulungsmaßnahmen beginnt.

Da aber auf einer solchen Station eine geringere Besetzung mit Pflegekräften vorgesehen ist, führt dies automatisch zu einem personellen Engpass. So ist mit Sicherheit von einer guten bis sehr guten Rehabilitationsleistung zu sprechen, jedoch kann gleichzeitig von einer übermäßig

---

[37] Prof. Dr. rer. med. Klaus Priester Ev. Fachhochschule Ludwigshafen

guten pflegerischen Versorgung nicht die Rede sein. Im Gegenteil: Es werden Defizite in der Grund- und Behandlungspflege verzeichnet. Allzu oft kommt es leider dazu, dass auch das Pflegepersonal eher als Handlanger des übrigen Rehateams missbraucht wird, so dass die eigene Pflegeprofessionalität bzw. pflegewissenschaftliche Arbeit weder aufgebaut noch umgesetzt werden kann. Es ist natürlich gewollt, dass Ergo- bzw. Physiotherapeuten ihre Möglichkeiten zur Rehabilitation des Einzelnen voll ausschöpfen. Im Gegenzug wird das aber auch oft von den Ärzten missverstanden, die meinen, hier akutmedizinische Therapie durchführen zu müssen. Meines Erachtens ist diese Vollmedizin, diese diagnostische Medizin auf einer rehabilitativen Station fehl am Platze. Bevor ein Patient auf eine rehabilitative Station verlegt wird, sollte auf jeden Fall die Diagnostik in vollem Umfang abgeschlossen sein. Ebenso sollte die medikamentöse Grundeinstellung vorhanden sein, so dass dem Arzt der Rehastation nur die Aufgabe bleibt, diese medikamentöse Therapie fortzuführen bzw. in geringem Maße den Gegebenheiten anzupassen.

6.2.2 Probleme, die den Patienten betreffen

Die Erfahrung zeigt, dass der Patient besondere Probleme während des Aufenthaltes auf einer Rehastation wahrnimmt. So kann er z.B. aufgrund des vielfältigen Personals, das dort in weißer Dienstkleidung umherläuft, die einzelnen Berufsgruppen nur schwer auseinanderhalten, obwohl die Mitarbeiter Namensschilder tragen, auf denen auch der Beruf bzw. die Funktion steht. So wird jeder Krankengymnast oder Physiotherapeut gleichermaßen als Pflegekraft gesehen. Gelegentlich macht die Ärzteschaft wegen ihres Ärztekittels eine Ausnahme; ähnliches gilt für die Berufsgruppe der Psychologen.

Ein weiteres Problem ist, dass der Patient mit viel Begeisterung an den einzelnen therapeutischen, krankengymnastischen oder physiotherapeutischen Übungen teilnimmt, dann aber gleich glaubt, die Therapie wäre somit für ihn erledigt.

Einem Patienten ist schwer zu erklären, dass ein Rehaprozess auf einer Rehastation 24 Stunden täglich dauert, dass die Übungen lediglich dazu dienen, die einzelnen Geh- oder Bewegungsabläufe zu lernen und zu trainieren und ggf. fachmännisch zu korrigieren, diese aber dennoch im täglichen Leben, das auch auf einer Rehastation stattfindet, weiter geübt werden müssen, um sie für den Alltag zu stärken und zuhause optimal umsetzen zu können. So verstehen z.B. Patienten nicht, warum sich die Pflegekraft beim Gang zur Toilette gelegentlich darauf beschränkt, lediglich neben dem Patienten her zu gehen oder nur Hilfestellung zu leisten und nicht die komplette Transferbewegung übernimmt. In dieser Hinsicht bedarf es noch immenser Aufklärungsarbeit gegenüber der Bevölkerung, schwerpunktmäßig jedoch gegenüber den zu rehabilitierenden Menschen vor der Aufnahme bzw. während der Aufnahme auf einer Rehastation.

6.2.3 Umsetzungsproblematik bei der Rückführung in den Häuslichen Alltag / Familie

Ähnlich wie unter Punkt 4.2.2 beschrieben, stellt sich dieses Problem weiterführend auch bei der Rückführung in den Alltag bzw. in das soziale Umfeld, wie die Familie. So hätten z.B. pflegende Familienangehörige die Möglichkeit, in dem 4 – 8-wöchigen Aufenthalt des Patienten, sich täglich nach Feierabend oder an Wochenenden und Feiertagen mit dem Krankheitsbild des Angehörigen zu beschäftigen. Gleichzeitig wäre es für die Angehörigen auch möglich, die verschiedenen Prozesse entsprechend der Fachkunde dort, bei ihrem Angehörigen, zu erproben und mit dem Pflegepersonal bzw. physiotherapeutischen Personal zu üben bzw. sich anleiten zu lassen, so dass diese Angehörigen den Patienten später im privaten Umfeld geschult aufnehmen können. Die Praxis zeigt jedoch, dass viele Angehörige, weil sie z.B. beruflich belastet sind, den Patienten zwar besuchen, sich aber in die pflegerische Arbeit nur sehr selten einklinken oder sogar bewusst nicht tätig werden. Sie stellen dann – kurz vor der Entlassung des Patienten – erschrocken fest, dass sie pflegerisch noch nicht geschult sind und bitten dann um eine Verlängerung der einzelnen Maßnahme. Hier stellt sich regelmäßig das Problem, den Angehörigen zu erläutern, dass eine Rehamaßnahme nur zeitlich begrenzt möglich ist und sie vorher, während des Rehaprozesses schon hätten tätig werden müssen. Hier muss m.E. eine intensive Beratung der Patienten und der Angehörigen bereits im Vorfeld bzw. bei der Aufnahme erfolgen. Dieser Beratungserfolg muß später Evaluiert werden.

7. Verlegung / Entlassung

7.1 Weiterleitung in stationäre / teilstationäre Pflegeeinrichtungen

Wird der Patient in eine stationäre bzw. teilstationäre Pflegeeinrichtung weitergeleitet, stellt sich die vorgenannte Problematik nur selten bzw. in geringerem Maße, da der Patient dort von pflegerischem Personal fachliche Hilfe in Anspruch nehmen kann. Es ist jedoch wichtig, einen detaillierten Pflegebericht zu erstellen, so dass das dortige Pflegepersonal fachgerecht auf die individuellen Bedürfnisse des rehabilitierten Patienten eingehen und dessen Stärken forcieren kann, um davon möglichst lange im Pflegeprozess profitieren zu können.

7.2 Weitere Begleitung durch ambulanten Reha-Angebote

Wie bereits beschrieben, sind Angehörige oftmals mit der Integration eines Patienten, eines zu pflegenden Angehörigen, überfordert. Entweder mangels Zeit, durch Beruf oder Familie und/oder auch durch Ortsabwesenheit. Hier empfiehlt sich das Einschalten eines ambulanten Pflegedienstes, der idealer Weise schon vor Beendigung der Rehabilitation über den Patienten informiert werden sollte, so dass ein nahtloser Übergang erfolgen kann.

Gleichzeitig sollten während des Rehaprozesses schon nötige Hilfsmittel bei Krankenhäusern bzw. Sanitätshäusern bestellt werden, damit schon während des Rehaprozesses die Geräte passgenau angefertigt werden können. Die Geräte sollten u.U. schon während des Rehaprozesses benutzt werden.

Um eine Verschlechterung des Rehaprozesses zu vermeiden ist es zwingend erforderlich, auch nach der stationären Rehabilitation ambulante Krankengymnastik, Physiotherapie oder Massagebehandlung in Anspruch zu nehmen. Damit soll die Beweglichkeit weitest gehend erhalten und weiter gefördert werden, damit sowohl der Patient wie auch die Angehörigen bestmöglich von der Rehabilitation profitieren.

8.   Abbildung der geriatrischen Leistungen im DRG- System

Ein wesentlicher Punkt des GKV Gesundheitsreformgesetzes 2000 vom 22. 12. 1999 war die
Entscheidung für die Einführung eines durchgängig leistungsorientierten und pauschalieren-
den Entgeltsystems für die Vergütung von Krankenhausleistungen. Die Selbstverwaltungs-
partner haben sich am 27. 6. 2000 auf die australischen AR-DRGs (Australian Refined Diagnosis Related Groups) in der Version 4.1 als Grundlage für die Entwicklung eines deutschen
DRG-Systems geeinigt.

„Im GKV Gesundheitsreformgesetz 2000 war die Einführung eines DRG-Systems für das
Jahr 2003 festgelegt worden. Trotz offensichtlicher Schwierigkeiten bei der Entwicklung eines deutschen DRG-Systems wurde dennoch politisch an diesem Termin festgehalten. Als
Kompromissvorschlag wurde von der Deutschen Krankenhausgesellschaft (DKG) vorge-
schlagen, im Jahre 2003 die Anwendung von DRGs als Optionsmodell im Rahmen von Mo-
dellvorhaben auf freiwilliger Basis zu ermöglichen. Damit wäre eine Übungsphase möglich
gewesen, die allerdings kein Präjudiz für die generelle Einführung des DRG-Systems im Jahre 2004 bedeutet hätte. Durch das Fallpauschalengesetz (FPG) wurde jedoch anstatt eines
Modellvorhabens eine generelle Option verankert. Dieses besagt, dass sich Kliniken für das
Jahr 2003 freiwillig (unter bestimmten Voraussetzungen) für die Abrechnung ihrer stationären
Fälle mittels DRGs entscheiden können. Im Rahmen der Vorbereitung dieses Optionsmodells
musste ein für Deutschland anwendbares DRG-System entwickelt werden."[38]

---

[38] Zeitschrift für Gerontologie und Geriatrie, Band 36, Heft 3 (2003) Steinkopff Verlag 2003

Im Gegensatz zu anderen Fachbereichen können die geriatrischen Leistungen nicht an einigen spezifischen DRGs festgemacht werden. Sie können generell in DRGs aller drei Partitionen vorkommen. Lediglich bei einigen häufigen geriatrischen Leistungen ist es möglich, spezielle DRGs zu benennen. Beispielhaft seien hier einige aufgeführt:

Tab. 1   *Typische geriatrische G-DRGs*

- **B63Z** Demenz und andere chronische Störungen der Hirnfunktion
- **B70A** Apoplexie mit schwerer oder komplizierender Diagnose/Prozedur
- **B70B** Apoplexie mit anderen CC
- **B70C** Apoplexie ohne andere CC
- **B70D** Apoplexie, verstorben oder verlegt <5 Tage nach Aufnahme
- **I03A** Revision am Hüftgelenk mit äußerst schweren oder schweren CC
- **I03B** Ersatz des Hüftgelenkes mit äußerst schweren oder schweren CC oder Revision am Hüftgelenk ohne äußerst schwere oder schwere CC
- **I03C** Ersatz des Hüftgelenkes ohne äußerst schwere oder schwere CC
- **I08A** And. Eingriffe an Hüftgelenk u. Femur mit äußerst schweren/ schweren CC
- **I08B** And. Eingriffe an Hüftgelenk u. Femur, Alter >54 Jahre ohne schwere CC
- **I08C** And. Eingriffe an Hüftgelenk u. Femur, Alter <55 Jahre ohne schwere CC

Tab. 2   *G-DRGs mit „geriatrischem" Alterssplit*

- **I69A** Knochenkrankheiten und spezifische Arthropathien, Alter >74 Jahre mit äußerst schweren oder schweren CC
- **I69B** Knochenkrankheiten und spezifische Arthropathien, Alter >74 Jahre ohne äußerst schwere oder schwere CC
- **I69C** Knochenkrankheiten und spezifische Arthropathien, Alter <75 Jahre
- **J60A** Hautulkus, Alter >64 Jahre
- **J60B** Hautulkus, Alter <65 Jahre
- **L63A** Infektionen der Harnorgane, Alter >69 Jahre mit äußerst schweren CC
- **L63B** Infektionen der Harnorgane, Alter >69 Jahre ohne äußerst schwere CC
- **L63C** Infektionen der Harnorgane, Alter <70 Jahre[39]

---

[39] Zeitschrift für Gerontologie und Geriatrie, Band 36, Heft 3 (2003) Steinkopff Verlag 2003. S.4

9. Integrierte Geriatrie im Krankenhaus sowie Schnittstelle Vertragsärzte, Aus- und Weiterbildung der Ärzte

Auf Grund der komplexen Krankheitsbilder und der besonderen Kompetenz des Geriaters ist es vielfach von Vorteil die direkte Aufnahme des Patienten in die Geriatrie zu veranlassen. Die Argumente für eine direkte Aufnahme sind in der Spezialisierung der Geriatrie und der Verminderung der Vorverweildauer zu sehen. Dies bedeutet nicht, dass in der Behandlungskette des älteren Patienten auf die Kompetenz der Spezialisten wie Kardiochirurg, Urologe und andere Fachgebiete verzichtet werden kann. Im Krankenhaus selbst sollte der Geriater in die Prozesse der zentralen Notaufnahme eingebunden sein und durch interdisziplinäre Assessments sowie geriatrisches Konsil der Patientenbehandlung die richtigen Wege vorgeben. Ein mögliches Konzept für die Einbindung einer geriatrischen Fachabteilung in ein Krankenhaus zeigt das folgende Schaubild.[40] Zusammenfassend zeigt sich das Erfordernis zur kompetenten Versorgung geriatrischer Patienten ambulant, teilstationär, stationär und im Pflegeheim. Hierfür erforderlich ist, dass ärztliche Weiterbildungs- und Fortbildungsangebote klar strukturiert und an Versorgungserfordernisse älterer sowie hochbetagter Patienten angepasst werden müssen.

Die Forderung nach ausgewiesenen Abteilungen für Geriatrie am Akutkrankenhaus steht parallel zur Forderung, den Internisten und den Psychiater so wie ggf. den Neurologen mit dem Schwerpunkt Geriatrie in den vorgeschlagenen Änderungen der neuen (Muster)-Weiterbildungsordnung (MWBO) und den entsprechenden Weiterbildungsordnungen für Ärzte der Bundesländer auszuweisen. Dies ist die konsequente Fortentwicklung der bisherigen „Fakultativen Weiterbildung Klinische Geriatrie" in den Fachgebieten Allgemeinmedizin, Innere Medizin, Nervenheilkunde, Psychiatrie/Psychotherapie und entspricht der mehrheitlichen Entwicklung in der Europäischen Gemeinschaft. Der momentane Beschluss für die Neufassung der MWBO mit einer Weiterbildung für eine Zusatzbezeichnung Geriatrie in 18 Monaten für jeden Facharzt ist als nicht ausreichend zu bewerten, da die besonderen Anforderungen an die Ausbildung aufgrund der Multimorbidität der Patienten nicht beachtet wird. Eine abgestufte Weiterbildung mit dem Schwerpunkt in Innerer Medizin, Psychiatrie und ggf. Neurologie sowie Zusatzweiterbildungen für andere relevante Bereiche ist erforderlich. Dies muss

---

[40] Vgl. Lübke N (2001) Zuweisungssteuerung und Management in der Geriatrie und geriatrischen Rehabilitation unter besonderer Berücksichtigung von Fallpauschalen bzw. Diagnosis- related groups (DRGs). Zeitschrift für Gerontologie und Geriatrie 34:1063–1069

jetzt von den Landesärztekammern bei ihrer Umsetzung der MWBO in die Weiterbildungs-ordnungen in Abweichung zur novellierten MWBO eingefordert werden. Die hierfür eine Qualifizierung der Hausärzte mit einer geregelten Fort- und Weiterbildung in Geriatrie zu fordern. Diese Kompetenzverbesserung ist insbesondere notwendig zur Optimierung der Versorgung von Pflegeheimbewohnern. Dabei könnte ein Befähigungsnachweis „Geriatrie/Heimarzt" hilfreich sein. Neben gezielten Fortbildungsmaßnahmen kann insbesondere die Einbindung niedergelassener Ärzte in das Geriatriezentrum diese Kompetenzsteigerung fördern. Um den medizinischen Standard fortzuentwickeln und Forschung in der Geriatrie zu betreiben, erscheint der weitergehende Ausbau von geriatrischen Kompetenzzentren notwendig. [41]

„Diese Kompetenzzentren oder „Centers of Excellence", die an den medizinischen Fakultäten der Universitäten entstehen sollten, erfordern entsprechende Versorgungskapazitäten und Lehrstühle. Dabei sind ebenso Kooperationen zwischen Kliniken und Universitätsklinika denkbar, um die Entstehung dieser Zentren zu ermöglichen. Im Jahr 1998 gab es fünf geriatrische Lehrstühle an deutschen Universitäten oder entsprechenden rechtlichen Kooperationen für die Lehrtätigkeit (*Humboldt-Universität Berlin, Ruhr-Universität Bochum, Friedrich-Alexander-Universität Erlangen, Universität Ulm, Universität Witten/ Herdecke*").[42]

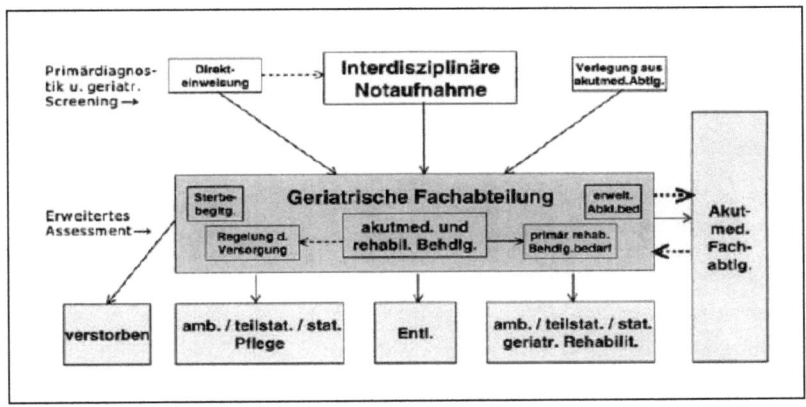

Abb. 1 Integration und Zuständigkeit der geriatrischen Abteilung im Krankenhaus (Quelle: N. Lübke:(2001), Vol. 34, 7, S. I066)

---

[41] Zeitschrift für Gerontologie und Geriatrie, Band 36, Heft 5 (2003) Steinkopff Verlag 2003

[42] Nikolaus T.1998. Forschung und Lehre an den deutschen Universitäten und Hochschulen. Zeitschrift für Gerontologie und Geriatrie 31: S. 277–280

10. Diskussion

Zum generellen Problem, ist zu sagen, dass im Großteil von Europa, Medizinstudenten während ihres Studiums keine Vorlesungen oder Praktika in der Geriatrie hatten. Dann sehen sich die medizinischen und pflegerischen Personen mit der Frage konfrontiert „Was habe ich nun zu tun?" und diese Frage nach Neuberger 1995 „hat besondere Bedeutung, wo es um menschlichen Umgang mit Geriatrischen Patienten geht"[43] Diese Frage kann man als moralischen Kern medizinischen Handelns bezeichnen. Wo die Frage im Rahmen des Medizinischen Alten nicht mehr bewusst gestellt wird, kann nur die Langweilige Routine unsere Arbeit steuern. So ist es angemessen und notwendig, gerade im Umgang mit Kranken älteren Patienten ganz spezifische Antwort auf diese Frage zu suchen. In gewisser Weise ergeben sich schon Antwort, wenn wir die Frage "was habe ich nun zu tun" erweitern und fragen „Was will diese Person, dass ich tun soll!?". Was sind die Vorstellungen dieser älteren Patienten? Hier geht es nicht um die Sichtweise der pflegenden, sondern um die Sichtweise deren, der zu pflegenden werden.

Dabei ist Europa aus sicht der Bevölkerung ein alternder Kontinent. "Genau wie Ende des 19. Jahrhunderts die Pädiatrie entstand, weil das Medizinsystem nicht in der Lage war, auf die Bedürfnisse der Kinder einzugehen, entstand im 20. Jahrhundert die Geriatrie, um den Bedürfnissen älterer Mitbürger gerecht zu werden", meint der Präsident der Sektion Geriatrie in der Vereinigung europäischer Fachärzte (EUMS), der Brite Dr. Ian Hastie. Dass eine fachgerechte geriatrische Versorgung dazu beiträgt, Behinderungen und Pflegebedürftigkeit hinzuhalten und den Spitalsaufenthalt älterer Patienten zu verkürzen, gilt mittlerweile als unumstritten. Doch nicht in allen europäischen Ländern haben ältere Patienten - zumindest theoretisch - Zugang zu einer geriatrischen Versorgung.

Wollen das medizinische Personal und Pflegepersonen in unserer heterogenen Gesellschaft ihrem Selbstverständnis gerecht werden, ist es notwendig, zielgruppenbezogen zu arbeiten. Die Anforderungen müssen ja nach Altersgruppe differenziert werden und professionell herausgearbeitet werden. [44]

„Laut einem Bericht der EUMS aus dem Jahr 2003 gibt es in Griechenland, Luxemburg und Portugal sowie auch in Österreich keine Spezialisierung in Geriatrie. In Finnland, Italien und

---

[43] Neuberger 1995, S V

[44] Aljazzar(2002), S. 5

27

Spanien dagegen gibt es Geriater, die in der Akutversorgung, Rehabilitation sowie an Langzeitpflege-Einrichtungen tätig sind."[45]

Doch selbst wo die Geriatrie als Facharztausbildung verankert ist, hat sie um Anerkennung innerhalb des Medizinsystems und um Interessenten für das Fach zu kämpfen. Die Gründe dafür glaubt eine Expertenkommission der Deutschen Gesellschaften für Geriatrie und Gerontologie zu kennen: So fehlen in der Geriatrie - im Gegensatz zu etablierten medizinischen Teilgebieten - die üblichen strukturellen Hierarchiestufen von Grund-, Schwerpunkt und universitärer Versorgung. Für viele Ärzte resultieren daraus fehlende Perspektiven für eine professionelle Entwicklung.

Ein anderes Problem ist der **Sterbebegleitung für die älteren Menschen in den geriatrischen Einrichtungen.** Durchschnittlich sterben im 3. und 4. Lebensabschnitt die meisten Menschen. Zwar ist der geriatrisch ausgebildete Arzt überwiegend für die kurative Behandlung sowie die Rehabilitation von älteren Patienten ausgebildet. So muss er trotz aller rehabilitativen Interventionen auch in der Lage sein, den geriatrischen Patienten beim Sterben zu begleiten. In geriatrischen Kliniken stirbt ein geringer Anteil der stationären Patienten, in den Pflegeheimen sind es weit mehr. Die meisten der älteren Patienten sterben in ihrem häuslichen Umfeld. An all diesen Orten ist der Geriater in seiner Kompetenz gefordert. Allerdings ist er hier oft gemeinsam mit den Mitgliedern des geriatrischen Teams gefragt. In diesem Fall sind besonders die Seelsorge auch mit einem multikulturellen Angebot, die Pflege und natürlich der geriatrisch ausgebildete Arzt tätig. Der geriatrisch tätige Arzt kennt sich nicht nur gut in der Behandlung des chronischen Schmerzes aus, sondern er ist es gewohnt multidisziplinär mit den anderen Berufsgruppen zusammen zu arbeiten aber auch mit anderen Institutionen, wie dem Hospiz oder der palliativen Station. Neben der ganz engen Vernetzung mit den verschiedenen Bereichen ist ebenfalls die Zusammenarbeit des Geriaters mit einer onkologischen Schwerpunkt-Praxis mit z.B. angeschlossener Sozialstation eine für den geriatrischen Patienten sinnvolle Einrichtung.[46] In der Behandlung und der Begleitung des sterbenden geriatrischen Patienten kommt es in hohem Maße auf eine multidisziplinäre Zusammenarbeit an, insbesondere wenn diese im ambulanten Bereich stattfindet. Eine dabei vorrangige Aufgabe eines Geriaters ist die Sterbebegleitung des älteren Patienten.

Es ist bekannt bei allen und vor allen bei den Wissenschaftlern, dass der ältere Mensch oft nicht gern Hilfe annimmt, weil er subjektiv keinen Hilfebedarf sieht. Dabei besteht große Zu-

---

[45] http://mwwebdesign.dyndns.org/manstein/geriatrie/al_index.asp
[46] Bokemeyer C (2001) Die Situation des alten Tumorpatienten. Zeitschrift für Gerontologie und Geriatrie 34(4):259–262

rückhaltung bei älteren Menschen die kommunalen und öffentlichen Hilfsangebote in Anspruch zu nehmen. Ein Antrag auf Sozialhilfe wird nicht gern gestellt. Trotz dieser Zurückhaltung hat sich im Deutschland eine Vielzahl von Beratungsstellen, die ältere Menschen und ihre Angehörigen in allen möglichen Fragen beraten, etabliert und sind mittlerweile gut in der Bevölkerung angenommen.

Die Beratungsstellen sollen sich mit den folgenden Punkten zusammensetzen:

1. Fragen zur Demenz,

2. Wohnberatung,

3. Pflegeversicherung und rechtliche Fragen,

4. Inkontinenz

5. Umzug ins Heim.

Mit den teilweise hier genannten Punkten ist der Hausarzt überfordert und überlastet. Auch sind es Punkte, die nicht nur rein ärztliche Kompetenz, sondern wiederum das Zusammenspiel ärztlicher und psychosozialer Kompetenz verlangen. Gerade diese Fähigkeiten und Kompetenzen sind bei Geriatern bzw. im „Geriatrischen Zentrum" angesiedelt. Deshalb erscheint es uns optimal, wenn die Beratungsstellen, die sich gerade mit *„Fragen rund ums Alter"* beschäftigen am geriatrischen Kompetenzzentrum oder an größeren Fachabteilungen angesiedelt sind.

Es ist bekannt, dass unsere Gesellschaft den demographischen Entwicklungen und ihren Auswirkungen auf das Sozialgefüge unseres Landes nicht mehr effektiv mit den bisherigen sozialpolitischen Strategien begegnen kann. Es ist absehbar, dass die Ressourcen der bestehenden Absicherungs- und Refinanzierungssysteme nicht ausreichen, um die zukünftigen Herausforderungen und Risiken bewältigen zu können.

In Deutschland müssen auch die Ideen im Rahmen von Weiterbildungsveranstaltungen in der Trankskulturellen Medizin noch verstärkt gefunden werden, wo gezeigt wird, wie man in anderen Kulturen mit Gesundheit und Krankheit umgeht[47]., welche **andere Vorstellungen von Krankheiten** haben, in dem sie z.B. Psychische und Psychosomatische beschwerden Körper ausdrucken. HABERMANN (1995) schreibt dazu, „dass verschiedene Kulturen emotionale Befindlichkeiten in unterschiedlichen Organen zum Ausdruck bringen. „Gefühle wie Trauer, Ergriffenheit, Angst und Hilflosigkeit, die in unserer Kultur vielfach mit dem Herzen in Ver-

---

[47] In Österreich und in der Schweiz ist das Lehrfach "Trankskulturelle Krankenpflege" Teil des Curriculums "Krankenpflege"

bindung gebracht werden, werden nach anderen Vorstellungen in der Leber, der Lunge, dem Kopf oder auch in den Verdauungsorganen gespürt."[48]

Ziel diese Weiterbildungsmaßnahmen ist, Missverständnissen vorzubeugen, die in den Beziehungen zwischen Patienten aus anderen Kulturen und Pflegenden allein schon deshalb auftreten, weil das "fremde" Verhalten - laut medizinischem Personal - oft nicht verstanden wird. Um einen ausländischen Patienten jedoch richtig beurteilen zu können, müssen neben den Informationen über die "fremde" Kultur auch die jeweiligen Daten über die Lebensumstände eines Patienten, wie Migration, Familie, wirtschaftliche Lage, soziale Gegebenheiten usw. berücksichtigt werden. Dazu kommt, dass jedes Individuum in der sozialen Interaktion als Repräsentant seiner Kultur verstanden wird. Seine Haltung und sein Benehmen werden dabei stets mit dem Bild verglichen, das die Medien, Freunde oder auch Politiker von der "anderen" Kultur vermitteln.

> "If culture is stripped of its dynamic social, economic, gender
> and historical context, culture becomes a rigid and containing
> concept which is seen somehow to mechanistically determine
> people's behaviors and actions rather than providing
> a flexible resource for living, for according meaning
> to what one feels, experiences and acts to change"
> (AHMAD 1996, S.190)

Aufgrund der Tatsache, dass bei den Patienten aus anderen Kulturkreisen auf deren **Kulturverständnis** eigentlich nie Rücksicht genommen wird, muss in Gesundheitswesen innerhalb der Ausbildung ein Modell entwickelt werden, der dabei auf den Zusammenhang zwischen Kultur und Sorge richtet, sowie der Frage, welchen Einfluss eine Kultur auf die verschiedenen Arten von Sorge hat im Allgemeinen und besonders in der Krankenpflege?

Wenn auch der überwiegende Teil der älteren und alten Bevölkerung unabhängig von fremder Unterstützung sein Leben bewältigt, so geraten gerade der verhältnismäßig kleine Anteil der Hilfsbedürftigen und die letzten versorgungsintensiven Jahre immer wieder in den Mittelpunkt der öffentlichen Diskussion. Und das ist es, was mit dieser Arbeit erreicht werden soll, dass darüber diskutiert wird.[49]

---

[48] SCHILLER1998, S.127.

[49] Christian Zippel und Sibylle Kraus, 2003, S. 13

Diese Arbeit versuchte dazustellen, das die Diskussion der aufgezeigten Probleme erst am Anfang steht.

Abkürzungsverzeichnis

AEDL   Aktivitäten und Existentielle Erfahrungen des Lebens

CC   Comorbidity or Complications

DRG   Diagnosis Related Groupes

Reha   Rehabilitation

SGB   Sozialgesetzbuch

m. E.   meines Erachtens

Literaturverzeichnis

1 AHMAD, W. The trouble with culture In Researching Cultural Differences in Health London 1996

2 Aljazzar, A. Die Pflege von muslimischen Patienten in deutschen Institutionen, Frankfurt 2002.

3 Brockfeld, T. Ökologisches Stoffgebiet, Bad Wörishofen: Mediscript -Verlag 1998

4 Braun M. Zeitschrift für Gerontologie und Geriatrie, Band 36, Heft 3 (2003) Steinkopff Verlag 2003

5 Boch, E., Hillebrandt, B., Wolf, W. Wie funktioniert unser Gesundheitswesen? Hamburg 1997.

6 Bundesarbeitsgemeinschaft für Rehabilitation Frankfurt am Main

7 Christian Zippel und Sibylle Kraus, Soziale Arbeit mit alten Menschen Weißensee Verlag, Berlin 2003.

8 Dettmers, CH. Albrecht, NC. Weiller, C. Gesundheit Migration Krankheit Hippocampus Verlag, Bad Honnef 2002

9 Fischer Weltalmanach 2002, Hersg. Baratta, M. Frankfurt am Main 2002

10 Kolb, G., Bokemeyer, C. (2001) Die Situation des alten Tumorpatienten. Zeitschrift für Gerontologie und Geriatrie 34(4): 259–262

11 Lübke, L. Integration und Zuständigkeit der geriatrischen Abteilung im Krankenhaus: Zuweisungssteuerung und Management in der Geriatrie und geriatrischen Rehabilitation unter besonderer Berücksichtigung von Fallpauschalen bzw. Diagnosis-related groups (DRGs). Zeitschrift für Gerontologie und Geriatrie (2001) Vol. 34, 7, S. I066).

12 Miehlke, M. Gedanken eines Arztes zur Zukunft unseres Gesundheitssystems, Heidelberg Springer-Verlag 2000.

13 Neuberger, J. Die Pflege Sterbender unterschiedlicher Glaubensrichtung, Berlin 1995
Heise, T., H. Pfefferer-Wolf, K. Leferink, E. Wulff, A. Heinz: Geschichte und Perspektiven der transkulturellen Psychiatrie und Psychotherapie. Nervenarzt (2001)

14 Nikolaus, Th. Zeitschrift für Gerontologie und Geriatrie, Band 36, Heft 4 (2003) .Steinkopff Verlag 2003

15 Nikolaus Th (1998) Forschung und Lehre an den deutschen Universitäten und Hochschulen. Zeitschrift für Gerontologie und Geriatrie 31:277–280

16 Schott T.: Rehabilitation und die Wiederaufnahme der Arbeit, Eine sozialepidemiologische Untersuchung über den Erfolg medizinischer Rehabilitation nach Herzerkrankung bei der Wiederherstellung der Erwerbsfähigkeit, Auflage 1996, Juventa Verlag, Weinheim und München.

17 Steinhagen-, G. Hamel D. Lüttje P. Oster A. Plate W. Vogel Geriatrie – quo vadis? Zur Struktur geriatrischer Versorgung Zeitschrift Gerontol Geriat 36:366–377

18 Sozialministerium Baden- Württemberg: Pflegerische Aufgaben in der Rehabilitation, Entwurf eines Qualitätsbausteins für Alten- und Krankenpflegekräfte. Stuttgart, Auflage 2000

19 http://mwwebdesign.dyndns.org/manstein/geriatrie/al_index.asp

20 http://www.sozialgesetzbuch-bundessozialhilfegesetz.de.

21 http://pflege.klinikum-grosshadern.de/campus/alter/geriatr/geria.html.

22 http://www.medizinerboard.de/lexikon/Rehabilitation,erklaerung.htm

23 W. Hausotter. Begutachtung von Migranten und Arbeitnehmern ausländischer Herkunft Sonthofen/Allgäu 2002

24 SCHILDER, M. Türkische Patienten pflegen, Kohlhammer 1998

BEI GRIN MACHT SICH IHR WISSEN BEZAHLT

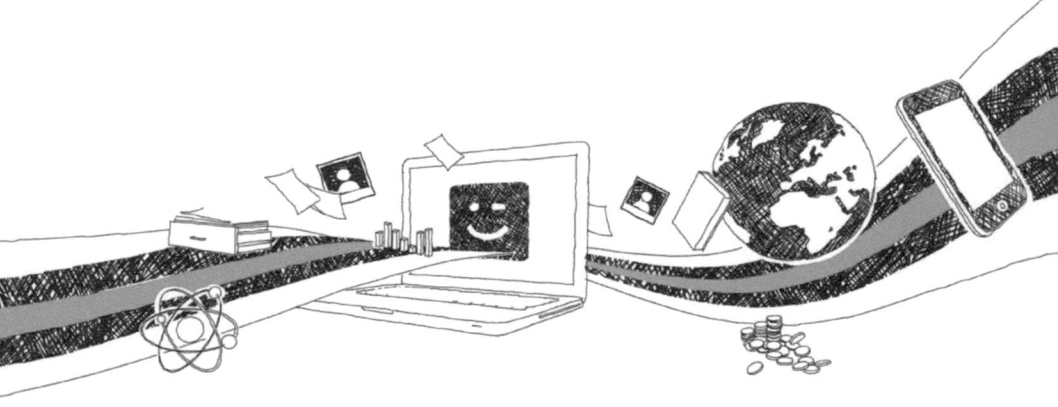

- Wir veröffentlichen Ihre Hausarbeit,
  Bachelor- und Masterarbeit

- Ihr eigenes eBook und Buch -
  weltweit in allen wichtigen Shops

- Verdienen Sie an jedem Verkauf

Jetzt bei www.GRIN.com hochladen
und kostenlos publizieren

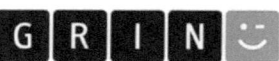